Interações
medicamentosas

Interações
medicamentosas

ANA BEATRIZ CASTELO BRANCO DESTRUTI
GUSTAVO ALVES ANDRADE DOS SANTOS

6ª edição revista e ampliada

Sarvier editora

2023

Dados Internacionais de Catalogação na Publicação (CIP)
(Câmara Brasileira do Livro, SP, Brasil)

Destruti, Ana Beatriz Castelo Branco
Interações medicamentosas / Ana Beatriz Castelo
Branco Destruti, Gustavo Alves Andrade dos Santos. --
6. ed. rev. ampl. -- São Paulo, SP : Sarvier Editora,
2023.

Bibliografia.
ISBN 978-65-5686-042-8

1. Farmacologia 2. Interações de medicamentos
3. Medicamentos I. Santos, Gustavo Alves Andrade dos.
II. Título.

23-168746   CDD-615.7045

Índices para catálogo sistemático:

1. Interações medicamentosas : Farmacologia :
   Ciências médicas   615.7045

Tábata Alves da Silva - Bibliotecária - CRB-8/9253

Sumário

Nota do editor 7

Introdução 9

1. Definições, causas e interferências 11

2. Classificação das interações 15

3. Interações com medicamentos anti-hipertensivos .. 31

4. Interações com medicamentos anticoncepcionais .. 33

5. Interações com antineoplásicos 35

6. Interações com antibióticos 39

7. Interações com antifúngicos 45

8. Interações com antivirais 47

9. Interações com anticoagulantes orais 49

10. Interações com analgésicos e antiinflamatórios ... 51

11. Interações com medicamentos que agem
    no sistema digestório 53

12. Interações com medicamentos que agem
    no sistema respiratório 55

13. Interações prováveis na gravidez 57

14. Interações medicamentosas e o idoso 59

15. Interações com as plantas medicinais 61

16. Interações medicamentosas e o fumo 63

17. Interações com álcool 65

18. Interações com alimentos 67

19. Interações com substâncias químicas diversas 73

20. Medidas para redução do número de interações... 75

Conclusão 79

Referências bibliográficas 81

Índice geral 85

Nota do editor

As interações medicamentosas, que são respostas farmacológicas ou clínicas causadas pela combinação de medicamentos com outros medicamentos, alimentos, ou outras substâncias químicas, podem ser positivas ou negativas.

Para que não ocorram reações inesperadas causadas pela combinação inadequada desses medicamentos, o profissional ou estudante da área deve estar bem preparado e ser bastante cuidadoso e criterioso.

Este manual aborda com clareza os conceitos básicos sobre o tema, a classificação das interações, incluindo as interações com antibióticos, antineoplásicos, antiinflamatórios, entre outros, e até com alimentos.

Introdução

Atualmente, as interações medicamentosas representam uma realidade na terapêutica de diversas enfermidades. Os estudos nessa área vêm se intensificando cada vez mais, e a prescrição médica deve considerar a possibilidade de interação. As interações podem ser positivas, proporcionando vantagens para o paciente, mas, na maioria das vezes, podem acarretar prejuízos para este.

As interações negativas podem ser evitadas ou minimizadas pelo conhecimento da potencialidade das alternativas existentes nesse sentido. Porém, com o crescente número de medicamentos disponíveis no mercado, é impossível identificar todas as ocorrências, sendo necessário que se verifique a possibilidade de uma interação e se disponha de literatura de consulta para que esta seja feita de forma ágil e atualizada.

Estimativas quanto à incidência de interações medicamentosas oscilam entre 3% e 5% nos pacientes que utilizam alguns medicamentos, chegando a 20% ou mais naqueles que usam de dez a vinte medicamentos diferentes. Se estes pacientes se encontram internados em um estabelecimento de saúde, as equipes médica e multidisciplinar devem garantir possibilidades mínimas de interação.

No entanto, se este paciente estiver fora do ambiente hospitalar, é necessário que ele receba uma orientação correta quanto aos horários de administração, às possibilidades de interação com alimentos e bebidas e, principalmente, aos riscos da automedicação e da fitoterapia. Muitos pacientes acreditam que os chás caseiros podem sempre ser tomados, pois não fazem mal. Porém, se esses chás têm ação farmacológica e melhoram os sintomas, é sinal de que possuem princípios ativos que podem acarretar interações medicamentosas importantes. Assim, é preciso orientar o paciente e conscientizá-lo de que tudo pode interferir na ação do medicamento. Portanto, ele deve seguir à risca as orientações médicas.

Definições, causas e interferências

Definições

De acordo com a Resolução (RDC) nº 140, de 29 de maio de 2003, da Agência Nacional de Vigilância Sanitária (Anvisa):

> Interação medicamentosa é uma resposta farmacológica ou clínica causada pela combinação de medicamentos, diferente dos efeitos de dois medicamentos dados individualmente. O resultado final pode aumentar ou diminuir os efeitos desejados e/ou os eventos adversos. Podem ocorrer entre medicamento–medicamento, medicamento–alimentos, medicamento–exames laboratoriais e medicamento–substâncias químicas. A confiabilidade dos resultados dos exames laboratoriais pode ser afetada por sua interação com medicamentos.

As interações positivas (vantagens) são as utilizadas para:
- aumentar os efeitos terapêuticos (como no caso dos antineoplásicos);
- reduzir os efeitos tóxicos (quando é possível, por exemplo, diminuir a dose);
- aumentar a resposta terapêutica (por exemplo, sulfametoxazol e trimetropima ou estrógeno com progesterona);
- causar maior efeito por diminuir a excreção (como no caso do imipenem com cilastatina sódica) ou qualquer outra fase farmacocinética;
- anular um efeito tóxico.

Já as interações negativas (desvantagens) causam:
- aumento dos efeitos tóxicos;
- possibilidade de anular o efeito terapêutico;
- surgimento de novas doenças.

É importante destacar também que as interações não acontecem somente com a utilização de medicamentos, mas também na associação de alimentos e medicamentos ou outras substâncias químicas.

Finalmente, deve-se deixar claro que se pode prever a possibilidade de interação, porém é muito difícil avaliar a intensidade dos efeitos causados por ela.

Causas

As interações medicamentosas resultam de fatos como:

▶ *introdução de fármacos cada vez mais ativos* e, portanto, mais agressivos, isto é, que causam maior ação farmacológica e também maiores efeitos colaterais;

▶ *prescrição simultânea de vários fármacos* para o mesmo paciente, às vezes por médicos diferentes, sem que um tome conhecimento da conduta do outro;

▶ *desenvolvimento da farmacocinética* (ver p. 19);

▶ *desinformação* por parte de médicos e demais profissionais de saúde;

▶ *automedicação* causada principalmente por não comunicar ao prescritor os medicamentos de que já está fazendo uso ou associar medicamentos não prescritos no tratamento.

Interferências

Vários fatores podem aumentar ou diminuir a possibilidade de uma interação medicamentosa. Aqui citaremos alguns.

Fatores relacionados com o paciente

O primeiro fator a ser considerado deve ser se o paciente reúne condições para utilizar o medicamento ideal. O correto diagnóstico determina essas condições. Os aspectos a serem considerados são:

▶ *Estado de saúde do paciente* – existem alterações na função normal do organismo que podem interferir, como diabetes, alcoolismo, problemas de tireóide, epilepsia, distúrbios gastrointestinais, etc.

▶ *Idade* – crianças, adultos e idosos têm metabolismos distintos, portanto, apresentam respostas diferentes para cada medicamento. Medicamentos específicos para adultos não devem ser administrados para crianças, a não ser que o médico autorize.

▶ *Estado alimentar* – os alimentos podem interferir na velocidade do esvaziamento gástrico, na quantidade de proteína presente no sangue, etc., afetando, assim, a ação do medicamento. O fato de o estômago estar cheio ou vazio faz muita diferença na absorção do medicamento.

▶ *Funções renal e hepática* – essas funções, quando alteradas, interferem na biotransformação e na excreção do medicamento. Por exemplo, um paciente em uso constante de diurético não deve ter, na sua prescrição, um medicamento de excreção renal, pois, ao ter sua excreção aumentada, o tempo de ação do medicamento diminuirá.

Fatores relacionados com o medicamento

▶ *Seqüência da administração* – se administrarmos duas drogas que interagem, de forma que não entrem em contato, diminuem-se as possibilidades de interação. Por exemplo, se duas drogas precipitam quando reunidas, deve-se administrar uma de cada vez. Ou, quando ambas atuam no mesmo sítio de ação, é possível separá-las adequando o horário de administração.

▶ *Duração da terapia* – as manifestações das interações, às vezes, não são imediatas; quanto maior o tempo de tratamento, maior a possibilidade de interação, principalmente com medicamentos de uso contínuo.

▶ *Dose* – a quantidade de medicamento administrado determina a possibilidade e a intensidade da interação. Assim, aumentando-se a dosagem do medicamento, eleva-se a possibilidade de interação medicamentosa.

Classificação das interações 2

As interações medicamentosas classificam-se como *físico-químicas* e *terapêuticas*. As *físico-químicas* ocorrem durante a preparação dos medicamentos para administração. As *terapêuticas* ocorrem após a administração dos medicamentos ao paciente.

O quadro da página seguinte resume os tipos de interações medicamentosas, suas características e os efeitos gerais.

Interações físico-químicas

Interações *físicas* são aquelas que ocorrem com a mudança de estado físico (sólido, líquido ou gasoso). Por exemplo, se diluirmos a anfotericina B em solução fisiológica, ela precipitará, formando um pó sólido no fundo. É a mesma anfotericina B em outro estado físico, mas não pode ser utilizada, não pode ser administrada ao paciente. Havendo precipitação de algum medicamento, este deverá ser desprezado. Nunca devemos tentar reverter o precipitado com alternativas não descritas na literatura.

Interações *químicas* são aquelas em que há uma reação química entre os dois medicamentos, formando uma substância diferente das originais. Por exemplo: netromicina em solução glicosada (SG) 5%. A substância formada não tem a mesma ação farmacológica que as iniciais, podendo até mesmo prejudicar o paciente.

Algumas alterações são visíveis por precipitar, alterar a cor, formar gás ou gerar calor, mas muitas não têm alteração visível, o que não quer dizer que não estejam presentes. Toda interação físico-química é uma *incompatibilidade* e não pode ser utilizada de forma alguma.

A mistura de medicamentos em solução pode causar:

- ▶ alterações organolépticas (são as que podem ser percebidas pelos órgãos dos sentidos, como cor, odor);
- ▶ inativação por solvente inadequado;
- ▶ alteração do pH;

- inativação pelo agente conservante;
- fotooxidação.

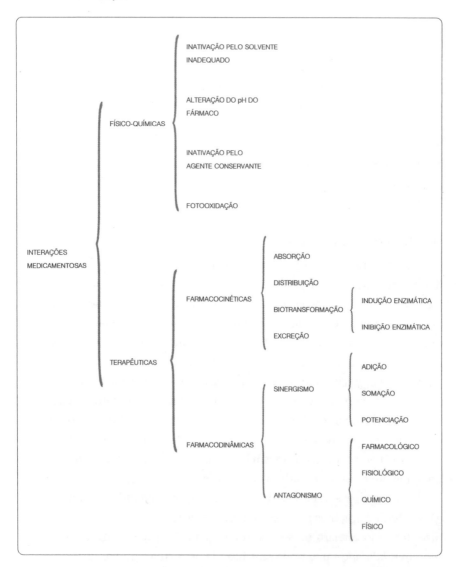

Inativação pelo solvente inadequado

Um solvente pode solubilizar determinada substância e inativar outra. Por exemplo, a amicacina é solúvel em solução fisiológica (SF) e a anfotericina B não. Se solubilizarmos a amicacina em SF, a anfotericina em SG e depois misturarmos as duas, haverá precipitação, pois o solvente da primeira é incompatível com a segunda.

Alteração do pH dos medicamentos

Pelas leis da química, quando um ácido é adicionado a uma base, ou vice-versa, formam-se sal e água. Portanto, se reunirmos uma substância ácida e uma básica, haverá uma reação e a conseqüente perda da atividade das substâncias.

Exemplos de soluções ácidas:

- adrenalina e noradrenalina (pH 3 a 4);
- amitriptilina (pH 4,5);
- ácido ascórbico (pH 6);
- prometazina (pH 5 a 6).

Exemplos de soluções básicas:

- aminofilina (pH 7 a 9,5);
- furosemida (pH 8,8 a 9,3);
- pentobarbital sódico (pH 8,5 a 10);
- fenobarbital sódico (pH 9 a 10);
- sulfadiazina sódica (pH 8,5 a 10,5).

Há também medicamentos que, com a mudança do pH, podem deixar de ser solúveis. Por exemplo, a solubilidade do fosfato de cálcio diminui com o aumento do pH, precipitando e formando um sal insolúvel, que não pode ser utilizado.

Inativação pelo agente conservante

Os medicamentos, geralmente, apresentam agentes conservantes. Estes devem ser compatíveis com os princípios ativos presentes. Porém, às vezes, o agente conservante de uma solução inativa outro medicamento. Por exemplo, o bissulfito de sódio, presente em muitas soluções parenterais, inativa a penicilina e a tiamina.

Fotooxidação

Existem substâncias que se oxidam ou se reduzem com mais facilidade na presença de outras substâncias, o que pode ser útil. Por exemplo, a vitamina C, por ser redutora, mantém o ferro no estado ferroso, sendo útil no tratamento da anemia ferropriva.

Em alguns casos, os produtos devem ser utilizados isoladamente, pois há grande possibilidade de interação. Por exemplo:
- sangue e derivados;
- emulsão de gorduras;
- manitol supersaturado;
- fenitoína sódica;
- anfotericina B.

Nos casos de soluções parenterais, deve-se:
- evitar íons cálcio e fosfato, pois precipitam com facilidade;
- evitar bicarbonato de sódio quando houver associação de outros medicamentos, preferindo acetato de sódio ou lactato de sódio;
- manter as vitaminas C e B_{12} em frascos separados;
- não associar a vitamina K com outras vitaminas.

Incompatibilidades medicamentosas

Efeito	Medicamento 1	Medicamento 2
Precipitado	barbitúricos	sulfato de atropina, cloreto de suxametônio, cetamina
Precipitado	sulfato de magnésio	clindamicina, polimixina B, salicilatos
Precipitado	cefalotina	anti-histamínicos, cálcio, eritromicina e gentamicina
	colchicina	glicose 5%, soluções com bacteriostáticos
	papaverina	ringer lactato
Precipitado	gentamicina	heparina, cefalotina
Precipitado	oxacilina	tianfenicol
Inativação	oxacilina	complexo B e gentamicina
	tetraciclina	cálcio e oxacilina
	imipenem	aminoglicosídeos
	indometacina	antiácidos
	dopamina	soluções alcalinas

(cont.)

Efeito	Medicamento 1	Medicamento 2
Turvação	diazepam	soluções aquosas
	tetraciclina	anfotericina B, aminofilina e carbenicilina
Fotooxidação	tetraciclina	riboflavina
Formação de complexos insolúveis	aminoglicosídeos	anfotericina B, cefalotina, betalactâmicos
Antagonismo	tetraciclina	ampicilina
Incompatibilidade	morfina	barbitúricos
	petidina	aminofilina
	penicilina	protamina
	álcool benzílico (conservante)	cloreto de sódio

Interações terapêuticas

As interações terapêuticas dividem-se em *farmacocinéticas* e *farmacodinâmicas*. As farmacocinéticas acontecem no caminho do medicamento pelo organismo, e as farmacodinâmicas, no local de ação principal ou como efeito colateral dos medicamentos.

Interações farmacocinéticas

Ao ser administrado, o medicamento percorre um longo caminho (cinética) no organismo. Esse caminho é representado pelas fases de absorção, distribuição, biotransformação e excreção. A interação, em qualquer uma dessas fases, alterará a ação farmacológica, a reação adversa ou o efeito colateral dos medicamentos.

Essas interações levam à alteração do nível plasmático dos medicamentos, o que pode ser benéfico ou maléfico para o tratamento e, em conseqüência, para o paciente. Por exemplo, a redução da absorção e a aceleração da biotransformação e da excreção reduzem o nível plasmático da droga, diminuindo sua eficácia terapêutica.

O aumento da absorção e a diminuição da biotransformação e da excreção elevam o nível plasmático da droga, potencializando sua eficácia terapêutica e também seus efeitos tóxicos. É um risco muito alto em medicamentos cuja dose terapêutica se aproxime muito da dose tóxica, ou seja, em medicamentos como a vancomicina o aumento do nível plasmático pode causar efeitos tóxicos. Essa alteração de níveis plasmáticos também pode ser utilizada em casos de intoxicação, quando é preciso reduzir os níveis plasmáticos da droga (antídotos).

INTERAÇÃO DURANTE A ABSORÇÃO

A absorção do medicamento vai da administração deste até sua chegada na corrente sanguínea. Assim sendo, a velocidade em que ocorre a absorção do medicamento interfere na ocorrência de uma interação medicamentosa.

Os fatores que alteram a absorção são principalmente:

▶ *pH do sistema digestório* – as substâncias dependem do pH para sua absorção gástrica ou intestinal. O estômago tem pH ácido e por isso as substâncias ácidas são facilmente absorvidas, mas as básicas podem reagir e se tornar inativas. Para que as substâncias básicas sejam absorvidas (absorção que se dá no intestino), o medicamento deve possuir proteção contra o suco gástrico.

▶ *Associação de medicamentos* – a prometazina cloridrato (por exemplo, Fenergan) é uma substância ácida e necessita da acidez do estômago para sua absorção. Se, além dela, o paciente tomar hidróxido de alumínio (por exemplo, Aldrox), este interferirá na absorção da prometazina cloridrato, já que o hidróxido de alumínio neutraliza a acidez do estômago.

▶ *Velocidade do esvaziamento gástrico* – o medicamento precisa de tempo para ser absorvido. Se o paciente apresenta vômitos ou diarréia, a absorção pode ser prejudicada, ao passo que a constipação intestinal pode aumentar a absorção dos medicamentos.

▶ *Alteração na motilidade gastrointestinal* – a musculatura lisa é responsável pelos movimentos peristálticos do sistema digestório. A alteração desses movimentos também pode afetar a absorção.

▶ *Alteração do tônus da musculatura lisa* – o tônus da musculatura lisa é responsável pelo trânsito de alimentos e medicamentos no sistema digestório. Quando alterado, há alterações na absorção.

CLASSIFICAÇÃO DAS INTERAÇÕES

▶ *Formação de complexos não-absorvíveis (quelatos)* – os íons cálcio, alumínio e magnésio reagem com diversos medicamentos, formando complexos insolúveis que não serão absorvidos. Portanto, não se deve administrar medicamentos com antiácidos ou leite, a não ser que se tenha certeza de que não haverá interação medicamentosa.

▶ *Vias de administração* – quando nos referimos à absorção no estômago e no intestino, falamos de medicamentos administrados por via oral (VO). Quando nos referimos ao medicamento administrado por via endovenosa (EV), não há a fase de absorção, já que ele é injetado diretamente na veia. Assim, há diferenças no tempo de ação de acordo com a velocidade de absorção. Medicamentos VO geralmente demoram mais para iniciar sua ação, e medicamentos EV têm ação imediata.

INTERAÇÃO POR ACELERAÇÃO E AUMENTO DA ABSORÇÃO DIGESTIVA (VIA ORAL)

Medicamento 1	Medicamento 2	Mecanismo de ação
antiácidos	penicilina G	A penicilina não é destruída pela acidez gástrica, portanto, há uma interação positiva.
alcalinizantes	cloroquina imipramina anfetamina	Aumento da absorção.

INTERAÇÃO POR INIBIÇÃO DA ABSORÇÃO DIGESTIVA (VIA ORAL)

Medicamento 1	Medicamento 2	Mecanismo de ação
antiácido com Ca, Mg, Al	tetraciclina propranolol preparados à base de Fe e Zn	Ação reduzida do segundo por formar precipitados pouco solúveis. Inibição da absorção de Fe e Zn.
metoclopramida	digoxina	Inibição da absorção digestiva da digoxina.
fenobarbital	griseofulvina	Inibição da griseofulvina.

Existem outros medicamentos com efeitos mistos. São eles:

- *o hidróxido de magnésio*, que reduz a absorção estomacal do pentobarbital e aumenta a absorção da sulfadiazina;
- *a metoclopramida*, que acelera o esvaziamento gástrico, aumentando a absorção de drogas no intestino;
- *a morfina*, que diminui a absorção dos medicamentos pelo intestino;
- *os hipnoanalgésicos*, que aumentam o tônus dos esfíncteres, levando à constipação e aumentando a absorção intestinal;
- *os metais*, como o cálcio, o cobre, o zinco, o ferro e o manganês, que formam quelatos (sais insolúveis), dificultando a absorção de medicamentos como a tetraciclina e o ácido acetilsalicílico;
- *a atropina e as drogas oleosas*, que retardam o esvaziamento gástrico, aumentando ou diminuindo a absorção da droga, conforme o medicamento é absorvido no estômago ou no intestino.

DISTRIBUIÇÃO

É a fase que se inicia após a entrada da droga na corrente sanguínea até sua chegada ao local de ação. A distribuição dos medicamentos se dá, na maioria das vezes, na ligação das drogas com as proteínas plasmáticas e com o fluxo sanguíneo do paciente. Se um medicamento altera a ligação de outro medicamento às proteínas, modificará sua distribuição e, portanto, sua ação. Por exemplo, a tolbutamina e a fenitoína deslocam a ligação da varfarina, aumentando seu efeito hipoglicemiante.

A albumina (proteína) é diminuída, por exemplo, nos casos de câncer, insuficiência cardíaca, uso de ácido acetilsalicílico (que, administrado constantemente, favorece a formação de acetil albumina e diminui a quantidade de albumina livre).

Quando duas drogas capazes de se ligar a proteínas são administradas juntas, elas podem competir pela ligação com as proteínas.

Quando se administram duas drogas e uma se fixa mais facilmente que a outra, a primeira se liga antes da segunda. Assim, esta última, não conseguindo se ligar, é eliminada antes de agir.

Com maior quantidade de droga livre, aumentam os riscos de toxicidade.

CLASSIFICAÇÃO DAS INTERAÇÕES

FIXAÇÃO

Baixa fixação	Média fixação	Alta fixação
0%-25%	30%-75%	> 80%
ampicilina	cloranfenicol	omeprazol
cefalosporina	digoxina	anticoagulantes orais
fenobarbital	lincomicina	anfotericina B
	penicilina	ácido acetilsalicílico
	tetraciclina	diazepam
		indometacina
		fenilbutazona

▶ *Biotransformação* – muitas drogas precisam ser transformadas dentro do organismo para ter ação ou para ser eliminadas. Essa transformação é feita por meio de enzimas. As interações nessa fase promovem aumento ou diminuição da velocidade de biotransformação de um dos medicamentos ou de ambos. Por exemplo, o fenobarbital e o álcool são indutores enzimáticos. Assim, o paciente pode apresentar maior número de crises convulsivas.

Certos medicamentos favorecem a ação das enzimas, enquanto outros inibem essa ação.

▶ *Indução enzimática* – aumento da atividade enzimática levando, na maioria das vezes, a uma diminuição da droga livre. Em geral, é necessário aumentar a dose do medicamento.

Indutor	Medicamento
fenobarbital	varfarina
fenitoína	corticosteróide
meprobamato	varfarina
rifampicina	contraceptivos orais

O fenobarbital aumenta a velocidade dos metabólitos dos anticoagulantes orais, isto é, a varfarina precisa ser biotransformada para que haja eliminação. O fenobarbital acelera essa biotransformação, facilitando sua eliminação. Assim, é necessário administrar grandes doses de varfarina para se ter ação. Se suspendermos o fenobarbital, poderá haver hemorragia.

O uso de rifampicina com contraceptivos orais pode inibir a ação destes.

▶ *Inibição enzimática* – a inibição da função enzimática pode causar uma diminuição da degradação, com conseqüente potenciação dos efeitos dos medicamentos. Por exemplo, o alopurinol diminui a ação do ácido úrico, que metaboliza a mercaptopurina e a azatioprina, levando à diminuição da dose e ao aumento do intervalo de administração.

Inibidor	Medicamento
alopurinol	mercaptopurina, azatioprina
cimetidina	diazepam
fenilbutazona	varfarina
cloranfenicol, omeprazol	fenitoína

INTOXICAÇÕES GRAVES

Droga 1	Droga 2	Efeito
tolbutamina	sulfafenazol, cloranfenicol	Choque hipoglicêmico.
clorpropamida	fenilbutazona	Choque hipoglicêmico.
fenitoína	fenilbutazona	Vertigem, anorexia, vômitos, dano cerebral irreversível.
álcool	dissulfiram	Síndrome aldeídica, hipotensão grave, taquicardia, coma.

▶ *Excreção* – a excreção é feita, principalmente, pelos rins, pelo fígado e pelo intestino, mas pode acontecer também através da pele, dos pulmões, da saliva, etc. Algumas substâncias podem aumentar ou diminuir a excreção das drogas, agindo nos locais de excreção.

As interações no nível da excreção renal ocorrem por meio da alteração de um ou mais fenômenos fisiológicos responsáveis pela formação de urina, como a filtração glomerular, a reabsorção tubular e a secreção tubular.

CLASSIFICAÇÃO DAS INTERAÇÕES

Alguns exemplos:

▶ o fenobarbital aumenta o fluxo hepático, e o propranolol diminui esse fluxo;

▶ a prometazina, quando administrada com clorpromazina, ocasiona aumento dos efeitos colaterais, como boca seca, constipação intestinal, taquicardia e alucinações.

Medicamentos que dependem do pH para excreção:

▶ *urina alcalina* – acetazolamida, ácido nalidíxico, fenilbutazona;

▶ *urina ácida* – amitriptilina, anfetamina.

Se administrarmos um medicamento que altere o pH urinário, alteraremos a excreção dos medicamentos.

Exemplos de interações farmacocinéticas:

Interação	Medicamento 1	Medicamento 2	Ação
Inibição da absorção	anestésico local	adrenalina	Causa vasoconstrição, provocando aumento da absorção do anestésico.
Aumento da absorção	mexiletina	metoclopramida	O aumento do esvaziamento gástrico eleva a absorção da mexiletina.
Distribuição	varfarina	hidrato de cloral	O hidrato de cloral diminui a ligação da varfarina com as proteínas.
Biotransformação	barbitúricos	álcool	O álcool provoca a indução enzimática dos barbitúricos, diminuindo sua ação.
Excreção	ácido acetil-salicílico	bicarbonato de sódio	Aumento da excreção do ácido acetilsalicílico, pois a urina se encontra alcalinizada.

Interações farmacodinâmicas

Farmacodinâmica é a relação entre a estrutura química e sua atividade biológica. É o estudo da ação propriamente dita da droga. As interações farmacodinâmicas podem ser *sinérgicas* ou *antagônicas*.

SINERGISMO

O sinergismo acontece quando a ação das duas drogas que estão interagindo é exatamente igual. Ele pode ocorrer por:

- *Adição* – quando duas drogas agem por mecanismos semelhantes, obtendo como efeito final a soma dos efeitos de ambas. Por exemplo, ácido acetilsalicílico administrado junto com dipirona adiciona o efeito analgésico.
- *Somação* – quando duas drogas agem por mecanismos diferentes, obtendo resultados finais semelhantes à soma dos efeitos individuais. Por exemplo, ácido acetilsalicílico administrado junto com codeína ou furosemida administrada junto com espironolactona.
- *Potenciação* – o efeito final é maior que a soma dos efeitos individuais, geralmente por mecanismos diferentes. Por exemplo, os inibidores da monoaminooxidase (Imao) causam hipertensão, assim como a tiramina (substância presente em queijos, vinhos, chocolates, presunto e frutas como o abacaxi).

Quando o paciente faz uso de um antidepressivo Imao e ingere tiramina por meio de algum alimento, ele certamente terá uma hipertensão importante, que pode até mesmo levar à morte. Assim, esses alimentos devem ser proibidos a tal paciente.

ANTAGONISMO

O antagonismo acontece quando as ações das duas drogas que estão interagindo são opostas. Ele pode ser classificado em:

- *Antagonismo farmacológico* – quando as duas drogas agem no mesmo local com ações diferentes. Por exemplo, antitussígeno e xarope expectorante: um deles inibe o reflexo da tosse e o outro estimula a tosse. O paciente, ao associar os dois medicamentos, poderá ter ou não o reflexo da tosse.
- *Antagonismo fisiológico* – quando dois agentes exibem efeitos opostos por mecanismos independentes. Por exemplo, vasodilatadores e vasoconstritores.
- *Antagonismo químico* – quando as substâncias reagem entre si, muito usado em intoxicações. Por exemplo, o versenato de sódio é utilizado para tratar casos de intoxicação por chumbo.

- *Antagonismo físico* – quando as substâncias interagem sem reagir. Por exemplo, o carvão ativado adsorve a estricnina no trato intestinal. Se o paciente se intoxicar com estricnina, ao tomar carvão ativado, anulará esse efeito.

Alguns exemplos:
- antiácidos antagonizam os efeitos colaterais causados por antiinflamatórios não-esteróides, prevenindo lesões;
- o propranolol pode causar broncoconstrição, e a furosemida melhora este quadro;
- o ácido acetilsalicílico inibe a produção de prostaglandinas e, assim, reduz o efeito do captopril e do enalapril.

Princípios de conduta

Para evitar as conseqüências negativas das interações, deve-se ter em conta que:
- *As drogas que apresentam interações* mais importantes são as que exercem efeitos mais potentes e com margem de segurança pequena (exemplos: varfarina, digoxina, hipoglicemiantes).
- *Pode ser difícil distinguir uma interação* de outros fatores fisiopatológicos que interferem na resposta do paciente.
- *Nem todos os pacientes respondem às interações* esperadas, pois fatores como idade, dose e doenças podem interferir.
- *Com a monitoração das drogas*, pode-se prever uma interação.

É preciso:
- ler atentamente as informações do fabricante e da literatura, principalmente quando a prescrição contiver vários medicamentos;
- se necessário, rotular o medicamento, tomando muito cuidado na transcrição de dados;
- dar preferência a drogas em bomba de infusão ou *bolus*;
- conhecer bem o perfil do paciente;
- evitar prescrições complicadas;
- saber todas as drogas que o paciente está tomando;
- conhecer os efeitos indesejáveis dos medicamentos prescritos;
- não expor os medicamentos à luz direta nem ao calor;

- em caso de dúvida, não administrar o medicamento e pedir orientação. No caso de orientação a paciente não internado, solicite a ele que:
- esteja seguro do sucesso do tratamento;
- não pratique a automedicação;
- saiba as doenças mais importantes que já teve ou tem;
- procure conhecer as ações e os possíveis efeitos colaterais dos medicamentos prescritos;
- tenha certeza de como utilizará os medicamentos em casa, principalmente em relação às quantidades e aos horários;
- siga as instruções recomendadas para tomar os medicamentos, não interrompendo o tratamento nem alterando doses ou horários sem autorização;
- não associe ao tratamento chás ou homeopatia sem autorização médica;
- em caso de sentir sintomas estranhos ou se o tratamento não estiver dando certo, retorne ao médico.

Os próximos capítulos apresentam algumas interações medicamentosas com a finalidade de exemplificar as possibilidades, já que constantemente surgem novas interações, sendo necessário ter literatura atualizada para facilitar as consultas.

Além de livros, é possível consultar a internet e obter informações interessantes. A seguir, uma relação de *sites* disponíveis para pesquisa:
- Informações sobre interações medicamentosas:
  - *Manual Merck de medicina*, livro *on-line* de doenças e farmacologia (disponível em https://www.msdmanuals.com/pt-br/profissional/farmacologia-cl%C3%ADnica/fatores-que-afetam-a-resposta-a-f%C3%A1rmacos/intera%C3%A7%C3%B5es-medicamentosas)
  - *Interação medicamentosa*, publicação *on-line* completa (disponível em http://www.hurnp.uel.br/farmaco/farmacologia/IntMed/Conteudo.html);
  - *Interações medicamentosas*, texto sobre interações com álcool e com alimentos (disponível em http://www.terapeuticamedicamentosa.hpg.ig.com.br/);
  - *Índice de interações*, pesquisa por droga, bastante completa (disponível em http://www.alfabeta.net/interacciones-indice.xtp);
  - Drug Interaction Checker - verificador virtual de interações medicamentosas: https://www.drugs.com/drug_interactions.html

- Medscape - drug interaction checker:https://reference.medscape.com/drug-interactionchecker

- DrugBank - drug interaction checker: https://go.drugbank.com/drug-interaction-checker

- WebMD - drug interaction checker: https://www.webmd.com/interaction-checker/default.htm

- Liverpool HIV Interactions -Interaction Checker: https://www.hiv-druginteractions.org/
- Brigham and Women´s hospital - Drug Interaction Checker: https://healthlibrary.brighamandwomens.org/Library/DrugReference/DrugInteraction/
- Drug-Drug Interaction: https://clinicalinfo.hiv.gov/en/glossary/drug-drug-interaction
- www.farmaciahospitalar.com

Interações com medicamentos anti-hipertensivos

3

Como a hipertensão arterial é considerada uma doença crônica, as interações medicamentosas tomam um vulto maior, já que nem sempre é possível suspender o tratamento. Além disso, dependendo da gravidade da interação, o paciente pode tomar mais de um medicamento, aumentando as possibilidades de a interação ocorrer.

Exemplos de algumas interações:

Anti-hipertensivo	Medicamento	Efeito
adenosina	dipiridamol	Potencialização dos efeitos.
amiodarona	digoxina e fenitoína	Aumento dos níveis séricos.
betabloqueadores	insulina e hipoglicemiantes orais	Mascaramento dos sinais de hipoglicemia e bloqueio da mobilização de glicose.
betabloqueadores	cocaína	Potencialização dos efeitos da cocaína.
betabloqueadores	vasoconstritores nasais	Aumento da pressão arterial.
captopril	antiácidos	Redução da biodisponibilidade do captopril.
dicumarol	laxantes	Redução da absorção do dicumarol.
digoxina	verapamil	Aumento dos níveis de digoxina.
espironolactona	antipirina	Aumento da biotransformação da antipirina.
furosemida	clofibrato	Competição na ligação protéica.
inibidores da ECA	ciclosporina	Aumento dos níveis de ciclosporina.
lidocaína	barbitúrico	Aumento da biotransformação da lidocaína.
lidocaína	benzodiazepínicos	Potencialização dos efeitos antiarrítmicos.

(cont.)

Anti-hipertensivo	Medicamento	Efeito
propranolol	reserpina	Flutuação dos efeitos antiadrenérgicos.
tiazídico	antiinflamatório	Antagonismo do efeito diurético.
tiazídico	hipoglicemiantes orais	Diminuição do efeito diurético.
verapamil	teofilina	Aumento dos níveis de verapamil.
verapamil	rifampicina	Diminuição da ação do verapamil por indução enzimática.

Interações com medicamentos anticoncepcionais

4

Os anticoncepcionais orais apresentam várias interações importantes. A relevância deste tópico está no fato de as mulheres fazerem uso dos anticoncepcionais de forma tão rotineira que se esquecem de relatá-lo em consulta médica, o que se agrava no caso da automedicação. Veja alguns exemplos:

Medicamento 1	Medicamento 2	Efeito
anticoncepcionais orais	fumo	Aumento dos efeitos cardiovasculares.
anticoncepcionais orais	antidiabéticos	Diminuição da resposta do medicamento 2.
anticoncepcionais orais	clofibrato	Diminuição do efeito do medicamento 2.
anticoncepcionais orais	cimetidina	Ação diminuída do primeiro por redução dos níveis séricos.
anticoncepcionais orais	tiroxina	Ação diminuída do primeiro por redução dos níveis séricos.
anticoncepcionais orais	retrovirais	Redução da ação do medicamento 1.
anticoncepcionais orais	rifampicina	Redução da ação do medicamento 1.
anticoncepcionais orais	clordiazepóxido	Aumento da concentração do medicamento 2.
anticoncepcionais orais	anticoagulante	Alteração na eficácia do medicamento 2.
anticoncepcionais orais	metildopa	Diminuição da ação do medicamento 2.

(cont.)

Medicamento 1	Medicamento 2	Efeito
anticoncepcionais orais	teofilina	Aumento da ação do medicamento 2.
anticoncepcionais orais	cálcio	Aumento dos níveis de cálcio.
estrógenos	corticosteróides	Aumento do efeito do medicamento 2.
etinilestradiol	clotrimazol	Inibição da biotransformação do primeiro.
etinilestradiol	paracetamol	Aumento da concentração plasmática do medicamento 1.
etinilestradiol	acetaminofeno	Aumento da concentração do medicamento 1.
etinilestradiol	etorixobide	Aumento dos níveis do medicamento 1.
progestogênios	insulina	Aumento da glicemia.

Interações com antineoplásicos 5

Quanto mais potentes os medicamentos, maiores as chances de interação medicamentosa. Este é o caso dos antineoplásicos, medicamentos que têm características muito especiais e devem ser utilizados somente sob prescrição médica, com muito critério.

Sabe-se que, embora existam interações, muitas das associações que serão citadas aqui são utilizadas na prática. Devem-se sempre considerar os riscos e benefícios de cada interação e o estado, muitas vezes crítico, do paciente.

▶ *Asparaginase*:
- incompatível com calor;
- apresenta sinergismo com radioterapia e medicamentos imunossupressores. Como este medicamento suprime os mecanismos de defesa normais, deve-se dar um intervalo de seis meses a um ano entre o uso do medicamento e vacinas obtidas a partir de vírus atenuado;
- aumenta a concentração de glicose e ácido úrico;
- aumenta o risco de neuropatias e distúrbios da eritropoese com vincristina.

▶ *Bleomicina*:
- incompatível com metotrexato, netromicina, diazepam, hidrocortisona, aminofilina, vitamina C, penicilina e cefalotina;
- aumenta a toxicidade associada à radioterapia;
- aumenta o risco de dano renal com cisplatina;
- diminui a excreção renal da digoxina.

▶ *Ciclofosfamida*:
- pode intensificar a atividade dos anticoagulantes orais;
- incompatível com calor e álcool benzílico;
- aumenta a citotoxicidade na medula óssea com alopurinol, cloranfenicol e diuréticos tiazídicos;
- barbitúricos diminuem seu tempo de ação, porém aumentam sua ação;
- a succinilcolina pode resultar em apnéia prolongada.

▶ *Cisplatina*:
- aumento da nefrotoxicidade com anfotericina B;
- aumento da toxicidade com diuréticos de alça;
- etoposide – sinergismo em alguns tumores.

▶ *Citarabina*:
- incompatibilidade com fluorouracila, heparina, metilprednisolona, hidrocortisona, insulina, penicilina, oxacilina, cefalotina e gentamicina;
- tem efeito sinérgico citotóxico com metotrexato se administrado com intervalo menor que 48 horas.

▶ *Compostos de platina*:
- reagem com alumínio e, portanto, devem ser evitados equipos e agulhas com partes de alumínio;
- aumentam os efeitos nefro e ototóxicos de outros medicamentos;
- podem diminuir a formação de anticorpos em resposta a vacinas, devendo-se aguardar de três meses a um ano.

▶ *Dauno e doxorrubicina*:
- pacientes em tratamento com alopurinol, colchicina e probenicida podem ter o nível de ácido úrico elevado;
- em associação com ciclofosfamida e radioterapia, em área mediastinal, podem aumentar a cardiotoxicidade.

▶ *Docetaxel*: incompatível com cetoconazol.

▶ *Doxorrubicina*:
- incompatibilidade em solução com cefalosporina;
- precipita com heparina, fluorouracil e aminofilina;
- aumenta a toxicidade com zidovudina;
- aumenta a cardiotoxicidade com ciclofosfamida, mitomicina e dactinomicina.

▶ *Etoposido*:
- incompatível com luz e soluções alcalinas;
- tem efeito aumentado com radioterapia (pode ser necessária redução da dose);
- apresenta sinergismo com citarabina e ciclofosfamida, além de sinergismo em alguns tumores.

INTERAÇÕES COM ANTINEOPLÁSICOS

▶ *Fluorouracil*:
- incompatível com luz, citarabina, clorpromazina, diazepam, metoclopramida, metotrexato, soluções ácidas, SG 5%;
- com radioterapia pode apresentar aumento do efeito de ambos.

▶ *Mercaptopurina*:
- grande aumento da atividade tóxica com alopurinol;
- com agentes antigotosos pode aumentar a concentração de ácido úrico;
- com medicamentos hepatotóxicos aumenta a hepatotoxicidade;
- diminui a atividade da varfarina.

▶ *Metotrexato*:
- incompatível com heparina, bleomicina, fluorouracil, metoclopramida, ranitidina e luz;
- com álcool e medicamentos hepatotóxicos, aumenta a hepatotoxicidade;
- com agentes antigotosos, aumenta a concentração plasmática de ácido úrico;
- citarabina 48 horas antes ou 10 minutos após o metotrexato pode resultar num efeito citotóxico sinérgico, e a dose deve ser reajustada;
- fenilbutazona e salicilatos podem inibir a excreção renal do metotrexato;
- aumenta o risco de toxicidade com diuréticos, tetraciclina, hipoglicemiantes, cloranfenicol e antiinflamatórios.

▶ *Mitomicina*:
- incompatível com luz, SG 5% e bleomicina;
- efeito aumentado com radioterapia (redução da dose);
- aumenta a cardiotoxicidade da doxorrubicina;
- com alcalóides da vinca pode causar broncoespasmo agudo;
- com relação a vacinas, deve-se ter os mesmos cuidados que com os compostos de platina.

▶ *Mitotano*:
- diminuição dos efeitos dos barbitúricos e da fenitoína;
- a espironolactona impede a ação do mitotano.

▶ *Paclitaxel*:
- as mesmas observações com relação a vacinas devem ser feitas para os compostos de platina;

- pode intensificar os efeitos dos depressores da medula óssea.

▶ *Procarbazina*:
- com álcool e depressores do sistema nervoso central (SNC), pode acarretar depressão do SNC;
- causa reação do tipo dissulfiram com álcool;
- diminui os níveis séricos da digoxina;
- antidepressivos tricíclicos, carbamazepina e Imao causam crise hiperpirética, convulsão severa e até morte (dar intervalo de sete a catorze dias);
- com anti-hipertensivos e diuréticos, há aumento do efeito hipotensor;
- com merepidina, pode acontecer hipotensão e morte;
- com guanetidina, metildopa e levodopa, pode haver hipertensão;
- possibilidade de crise hipertensiva com fumo;
- com insulina e hipoglicemiantes orais, há aumento do efeito hipoglicemiante.

▶ *Vimblastina e vincristina*:
- incompatíveis com luz e furosemida;
- aumentam a neurotoxicidade com asparaginase (se necessário, aplicar primeiro a asparaginase);
- com radioterapia, há aumento do efeito;
- aumento da neurotoxicidade com medicamentos neurotóxicos, como a isoniazida;
- com relação a vacinas, deve-se ter os mesmos cuidados que com os compostos de platina;
- reduzem o nível de fenitoína;
- apresentam sinergismo com a cisplatina em alguns tumores;
- aumentam a eficácia do metotrexato.

Interações com antibióticos 6

São muitos os medicamentos neste grupo. Aqui citaremos apenas alguns.

Aminoglicosídeos

São antibióticos bactericidas não absorvidos por via oral; podem ser absorvidos na pele lesada. Os principais efeitos colaterais são a ototoxicidade (que é acentuada pelo uso concomitante com anti-histamínicos, buclizina, fenotiazínicos e tioxantênicos) e a nefrotoxicidade (que é acentuada pelo uso com polimixinas parenterais).

Os antibióticos betalactâmicos podem inativar os aminoglicosídeos em pacientes com insuficiência renal.

Alguns exemplos são:

▶ *Amicacina* – aumenta a nefrotoxicidade com anfotericina B, cefalotina, ciclosporina, contraste radiológico e vancomicina; aumenta a ototoxicidade com furosemida; diminui a eficácia com penicilina.

▶ *Gentamicina* – além de todas as interações da amicacina, a gentamicina é incompatível com barbitúricos EV, clorotiazida, heparina, noradrenalina, oxitetraciclina e netilmicina.

▶ *Netilmicina* – além de todas as interações da amicacina, a netilmicina diminui ainda a atividade com cefalosporina, furosemida e penicilina.

▶ *Tobramicina* – o efeito antimiastênico do músculo esquelético pode ser antagonizado por este medicamento, que pode ainda aumentar a depressão respiratória dos hipnoanalgésicos.

Cefalosporinas

São antibióticos bactericidas bem absorvidos por via oral e muito utilizados para profilaxia.

Não devem ser associados com furosemida, pois causam nefrotoxicidade. Se necessário, monitorar a função renal.

Alguns exemplos são:

▶ *Cefalotina* – interage com aminoglicosídeos, tetraciclinas, benzipenicilinas e eritromicina; diminui a atividade com aminofilina, bleomicina e sais de cálcio.

▶ *Cefdinir* – provoca absorção diminuída com alimentos.

▶ *Cefodizima* – apresenta sinergismo com aminoglicosídeos, que, associados a diuréticos, podem causar nefrotoxicidade.

▶ *Cefoperazona* – diminui a atividade com aminoglicosídeos e é incompatível com o álcool por acumular aldeído acético (o álcool deve ser evitado, ainda, por três dias após o término do tratamento).

▶ *Cefotaxima* – diminui a atividade com aminoglicosídeos e é incompatível com bicarbonato de sódio.

▶ *Cefoxitina* – diminui a atividade com metronidazol e aminoglicosídeos.

▶ *Cefpodoxima* – associada a outras drogas que elevam o pH gástrico, tem sua absorção diminuída.

▶ *Cefpodoxima proxetil* – tem sua biodisponibilidade diminuída com o aumento do pH gástrico.

▶ *Ceftazidima* – diminui a atividade com os aminoglicosídeos e a furosemida; apresenta sinergismo com ácido clavulânico e aminoglicosídeos.

▶ *Ceftriaxona* – incompatível com aminoglicosídeos e cefoxitina.

Anfenicóis

São bacteriostáticos de uso oral, EV e tópico (cremes e pomadas, colírios, soluções otológicas, etc.). Exemplos:

▶ *Clindamicina* – apresenta sinergismo com azetreonam e antagonismo com eritromicina.

▶ *Cloranfenicol* – apresenta as seguintes características:
   - pode aumentar os efeitos depressores da medula óssea dos hidantoínicos;
   - pode diminuir a eficácia dos anticoncepcionais orais;
   - associado ao paracetamol, tem sua vida útil prolongada;

- associado a barbitúricos, seu metabolismo é aumentado, enquanto o destes é diminuído;
- é incompatível com luz, heparina, cefalotina e bicarbonato de sódio;
- precipita com clortetraciclina, eritromicina e prometazina;
- diminui a atividade com aminofilina, ampicilina, vitamina C, gentamicina, hidrocortisona, complexo B e vancomicina;
- é antagonista da penicilina.

▶ *Lincomicina* – o ciclamato diminui sua absorção; apresenta antagonismo com eritromicina.

Macrolídeos

São bacteriostáticos de uso oral, EV e tópico em soluções para uso na pele. Exemplo:

▶ *Eritromicina* – apresenta reabsorção retardada na presença de alimentos na forma oral; deve ser dada com água e em jejum, duas horas antes da refeição ou duas horas depois. Pode potencializar os efeitos da carbamazepina por inibir a sua biotransformação. Pode interferir no efeito bactericida das penicilinas nas situações em que há necessidade de efeito rápido. Quando administrada em associação com varfarina, pode aumentar o risco de hemorragia, principalmente em idosos.

Penicilinas

São bactericidas apresentados em sua maioria na forma injetável, pois, quando administrados na forma oral, são facilmente atacados pelo suco gástrico.

No entanto, a penicilina na forma oral poderá ter sua absorção aumentada quando administrada junto com antiácido. De outro lado, quando ingerida junto com alimentos, poderá ter sua absorção reduzida.

As penicilinas aumentam o efeito do metotrexato por interferir na excreção renal deste. Altas doses EV, associadas a heparina e anticoagulantes orais, podem causar uma diminuição dos efeitos hemostáticos.

Betabloqueadores podem causar reação anafilática.

As penicilinas têm a meia-vida aumentada com cloranfenicol, e a probenecida diminui a excreção tubular.

▶ *Amoxacilina*: sinergismo com ácido clavulânico e aumento do risco de problemas cutâneos com alopurinol.

▶ *Ampicilina*:
- incompatível com aminoglicosídeos, tetraciclina, clindamicina, eritromicina e metronidazol;
- altera o pH com glicose;
- diminui a atividade com clorpromazina, dopamina, heparina, hidrocortisona e nutrição parenteral;
- pode diminuir o efeito de anticoncepcionais.

▶ *Benzil penicilinabenzatina potássica ou procaína*:
- incompatível com luz, drogas ácidas, aminofilina e pentobarbital;
- diminui a atividade com clorpromazina, heparina, metoclopramida, fenitoína, anfotericina B, cefalotina, eritromicina, gentamicina, vitamina C e vancomicina.

▶ *Carbenicilina*: gentamicina e tobramicina apresentam sinergismo em alguns casos e podem aumentar o risco de hemorragias quando associadas a anticoagulantes.

▶ *Metampicilina*: neomicina e penicilina-5 reduzem a absorção gastrointestinal da metampicilina.

▶ *Oxacilina*: incompatível com aminoglicosídeos, tetraciclina, vitamina C, complexo B e heparina.

Polipeptídeos

São bactericidas de uso EV. Exemplos:

▶ *Teicoplanina*: apresenta incompatibilidade com aminoglicosídeos no mesmo frasco e sinergismo em alguns casos com rifampicina.

▶ *Vancomicina*:
- incompatível com clortetraciclina, barbitúricos e eritromicina;
- precipita com aminofilina, cloranfenicol, heparina, penicilina G e hidrocortisona;
- ácido acetilsalicílico, aminoglicosídeos, anfotericina B, cefalosporinas e ciclosporinas podem aumentar o efeito nefrotóxico e/ou a ototoxicidade;

42 | INTERAÇÕES MEDICAMENTOSAS

- buclizina, anti-histamínicos, fenotiazínicos e meclozina podem mascarar os sintomas de ototoxicidade. Apresenta sinergismo em alguns casos com aminoglicosídeos e rifampicina. Tem seu potencial nefrotóxico aumentado com aminoglicosídeos, anfotericina B, furosemida, etc.

Betalactâmicos não-clássicos

São bactericidas de uso intramuscular (IM) e EV. Exemplos:

▶ *Ácido clavulânico* – sinergismo com ceftazidima.

▶ *Azetreonam* – sinergismo com aminoglicosídeos e clindamicina. Apresenta incompatibilidade com metronidazol e vancomicina quando administrados juntos.

▶ *Imipenem* – a cilastatina impede a metabolização, necessitando de maior tempo de ação. Apresenta antagonismo com cloranfenicol e é incompatível com aminoglicosídeos. Aumenta o nível sérico das cefalosporinas e é contra-indicado para crianças menores de 12 anos. Se administrado com outros antibióticos, deve-se dar preferência ao uso de vias diferentes.

Interações com antifúngicos

7

Algumas das interações relevantes com antifúngicos são:

- *Anfotericina B* – seu uso associado a depressores da medula óssea pode aumentar este efeito. Associado a digitálicos, pode causar hipopotassemia.
- *Cetoconazol* – aumenta o efeito dos anticoagulantes cumarínicos. Associado ao álcool, causa reação semelhante à do dissulfiram. Antiácidos diminuem a absorção do cetoconazol. Aumenta o efeito de anticoagulantes, da ciclosporina e da metilprednisolona.
- *Fluconazol* – aumenta a concentração plasmática com fenitoína e ciclosporina. Não recomendado a crianças.
- *Griseofulvina* – pode potencializar os efeitos do álcool e provocar taquicardia. Pode causar diminuição do efeito de anticoncepcional que contém estrogênio, aumentando a possibilidade de sangramento intermenstrual. Pode diminuir os efeitos de anticoagulantes e anticoncepcionais orais. Pode ter seus efeitos diminuídos por barbitúricos e primidona.
- *Itraconazol* – tem sua absorção diminuída por antiácidos e anti-histamínicos.
- *Miconazol* – aumenta os efeitos dos anticoagulantes e das sulfoniluréias.

Interações com antivirais 8

São muitas as interações com antivirais; citamos algumas:

- *Aciclovir* – presumivelmente aumenta a concentração plasmática do metotrexato. A associação desse antiviral com metotrexato ou interferon pode causar anormalidades neurológicas. Aumenta o poder nefrotóxico de medicamentos que já têm esse efeito colateral. Com zidovudina, produz letargia extrema.
- *Didanosina* – altera a absorção de cetoconazol, itraconazol, tetraciclina e dapsona, diminuindo a eficácia destes. Associada a medicamentos que causam neuropatia, pode provocar neuropatia periférica.
- *Estavudina* – pode produzir ou aumentar a neuropatia periférica se associada a cisplatina, didanosina, metronidazol, zalcitabina e fenitoína.
- *Indinavir* – eleva a concentração plasmática de midazolam, triazonam e ribabutina. Pode causar arritmias cardíacas se associado a astemizol e cisaprida.
- *Ganciclovir* – associado a medicamentos que causam discrasias sanguíneas e à radioterapia, pode aumentar a depressão da medula óssea. O uso concomitante com imipenem pode causar convulsão.
- *Zalcitabina* – tem sua concentração plasmática elevada na presença de aminoglicosídeos, anfotericina B e cimetidina.
- *Zidovudina* – tem sua concentração plasmática elevada na presença de dapsona, sulfametoxazol + trimetoprim, interferon, pentamidina, vimblastina e vincristina. Tem sua ação prolongada após associação a probenecida.

Interações com anticoagulantes orais 9

As interações com anticoagulantes orais podem ocorrer por vários mecanismos. Por exemplo:

▶ *Com a vitamina K*:
- ambos têm a absorção digestiva diminuída;
- a fração livre é aumentada por competição;
- a indução enzimática é acelerada, diminuindo o efeito do anticoagulante.

▶ *Com antiácidos* – estes inibem a absorção digestiva do anticoagulante, aumentando sua ação.

▶ *Com sedativos, tranqüilizantes e hipnóticos*:
- estes estimulam a atividade enzimática, acelerando a biotransformação, e inibem também a absorção digestiva dos anticoagulantes, obrigando a aumentar a dosagem destes;
- ao se interromper bruscamente o barbitúrico com benzodiazepínicos devido ao risco de hemorragia, não há interações.

▶ *Com analgésicos não-esteróides*:
- estes potencializam o efeito dos anticoagulantes, provavelmente por competição com as proteínas plasmáticas;
- os anticoagulantes orais ligam-se mais fortemente às proteínas.

▶ *Com antibióticos* – estes exercem efeito potencializador provavelmente por bloquear a síntese da vitamina K.

▶ *Com griseofulvina e rifampicina*:
- estas aumentam a atividade enzimática;
- é necessário aumentar a posologia do anticoagulante;
- a parada brusca do tratamento com a griseofulvina e a rifampicina pode causar hemorragia.

Associações a serem evitadas:
- ácido acetilsalicílico;
- indometacina;
- naproxeno;
- fenilbutazona;
- miconazol.

Interações com analgésicos e antiinflamatórios

10

Salicilatos, dextropropoxifeno, morfínicos, diclofenaco, naproxeno, indometacina e fenilbutazona apresentam diversos tipos de interação medicamentosa, como abordaremos a seguir:

▶ *Salicilatos*:
- tomados junto com alimentos, têm sua absorção retardada;
- no caso da heparina, o ácido acetilsalicílico inibe a função plaquetária, alterando um dos mecanismos hemostáticos responsáveis pelo não-sangramento; se necessário, substituir o ácido acetilsalicílico por paracetamol.

▶ *Ácido acetilsalicílico*:
- pode aumentar a excreção de vitamina C;
- associado a álcool, ácido valpróico, antiinflamatórios, barbitúricos e corticóides, pode causar hemorragia gastrointestinal;
- pode diminuir a biotransformação das hidantoínas;
- aumenta os efeitos farmacológicos da heparina;
- associado a furosemida e vancomicina, aumenta o risco de ototoxicidade;
- pode intensificar o efeito de insulina e sulfoniluréias, bloquear o efeito da espironolactona e antagonizar o efeito do captopril; associado a glicocorticóides, aumenta sua excreção.

▶ *Paracetamol*: altas doses potencializam a ação de anticoagulantes e realçam os efeitos tóxicos do álcool e de anticonvulsivantes.

▶ *Dextropropoxifeno*: sua potenciação pode reduzir a posologia de carbamazepina.

▶ *Morfínicos*:
- os anticolinesterásicos potencializam seu efeito como depressor respiratório;
- os antidepressivos tricíclicos os potencializam, exigindo diminuição da dose;

- a Imao é formalmente contra-indicada; há necessidade de um intervalo de quinze dias entre o morfínico e a interação da monoaminooxidase (Imao).

▶ *Diclofenaco*: nenhuma interação definida.

▶ *Naproxeno*: a furosemida diminui seu efeito diurético.

▶ *Indometacina*: o ácido acetilsalicílico diminui em 20% sua taxa plasmática.

▶ *Fenilbutazona*: a interação com anticoagulantes implica risco de ulceração digestiva e sangramento.

Analgésico e antiinflamatório	Medicamento	Efeito no analgésico e no antiinflamatório
fenilbutazona	diuréticos	Inibição por retenção hídrica.
ácido acetilsalicílico	espironolactona	Inibição por eliminação da espironolactona.
ácido acetilsalicílico	penicilina	Potenciação por fixação à proteína.
indometacina	probenecida	Inibição da biotransformação.

Interações com medicamentos que agem no sistema digestório

11

Algumas interações relevantes:

▶ *Antiácidos*:
- reduzem a absorção de todos os medicamentos básicos;
- podem reduzir o revestimento entérico de drágeas de bisacodil;
- podem reduzir a absorção do sais de ferro e da ranitidina;
- podem aumentar a excreção de salicilatos.

▶ *Cimetidina*:
- incompatível com aminofilina e barbitúricos;
- pode inibir a biotransformação de antidepressivos tricíclicos;
- antiácidos diminuem a sua biodisponibilidade.

▶ *Omeprazol*:
- ampicilina e cetoconazol têm sua absorção diminuída pelo omeprazol;
- associado a depressores da medula óssea, pode aumentar seus efeitos neutropênicos e trombocitopênicos.

▶ *Ranitidina*:
- reduz a absorção do diazepam;
- tem sua absorção diminuída por antiácidos;
- aumenta a concentração plasmática de diltiazem.

Interações com medicamentos que agem no sistema respiratório

12

Algumas interações relevantes:

▶ *Aminofilina*:
- com cafeína, há aumento da toxicidade das duas drogas;
- diminuição da ação do diazepam;
- antagonismo ao propranolol.

▶ *Cloperastina*:
- potencializa a sedação com álcool, barbitúricos, hipnóticos, tranqüilizantes e sedativos.

▶ *Iodeto de potássio*:
- aumento dos efeitos e da toxicidade da ciclofosfamida.

▶ *Teofilina*:
- aumento do efeito dos anticoagulantes;
- dietas ricas em proteínas diminuem a distribuição de teofilina;
- lincomicina e tiabendazol provocam aumento dos níveis séricos da teofilina.

Interações prováveis na gravidez 13

Todos têm conhecimento de que, durante a gravidez, os medicamentos devem ser evitados, pois podem causar sérios problemas para a mãe e para o bebê. Porém, alguns medicamentos podem ser utilizados, mas seu uso deve ser sempre avaliado. Somente o médico tem condições de decidir qual medicamento deve ser prescrito, em que dosagem, etc.

Os perigos advindos do uso de medicamentos na gravidez são, portanto, muito grandes, já que, uma vez alterando o organismo da mãe, pode interferir no desenvolvimento do feto, causando malformações, funcionamento fisiológico inadequado, etc. Por exemplo, um medicamento que altera a pressão arterial da mãe interferirá na quantidade de sangue que o bebê recebe, podendo alterar também a circulação fetal.

Sabe-se que mães alcoólatras podem ter filhos com síndrome de abstinência, aparentando assim irritabilidade, vômitos, choro excessivo, etc. O fumo pode causar abortos prematuros e retardamento no crescimento do bebê.

Com todos esses problemas, as interações medicamentosas só podem piorar a situação. Por exemplo, um medicamento que impeça ou diminua a absorção de nutrientes poderá interferir na formação do bebê. Ou no caso de uma droga que não tem condições de atravessar a barreira placentária em concentrações normais, mas que a partir de uma interação medicamentosa, e o decorrente aumento da droga livre, poderá atravessar essa barreira, chegando até o bebê. Assim, o uso de drogas nesse período deve ser muito criterioso.

Interações medicamentosas e o idoso

14

Sabe-se que, de forma geral, o idoso utiliza uma quantidade maior de medicamentos. Além disso, ele muitas vezes se esquece do horário do medicamento, confundindo o esquema posológico, etc.

O idoso também pode apresentar as funções renal e hepática diminuídas, com uma menor quantidade de proteínas plasmáticas que atuam na fase de distribuição e redução da corrente sanguínea, na hipertensão, no diabetes, entre outras dificuldades. Assim, os riscos com as interações medicamentosas tornam-se ampliados.

Alguns exemplos:

Medicamento 1	Medicamento 2	Efeito
antagonistas de cálcio	anti-histamínicos	Hipotensão.
antipsicóticos	antiarrítmicos	Efeitos anticolinérgicos.
eritromicina	teofilina	Diminuição do metabolismo do medicamento 2.
fosfatidilserina	anticoagulantes	Aumento do efeito da fosfatidilserina.
ioimbina	antidepressivos e anti-hipertensivos	Antagonismo com o medicamento 2.
rifampicina	glicocorticóides	Aceleração do metabolismo do medicamento 2.
varfarina	fenitoína	Redução do efeito do medicamento 1.
varfarina	barbitúricos	Redução do efeito do medicamento 1.
varfarina	antiinflamatórios não-esteróides	Aumento do efeito do medicamento 1.
varfarina	metronidazol	Aumento do efeito do medicamento 1.

Interações com as plantas medicinais 15

A utilização de plantas medicinais é um hábito muito difundido na humanidade. Muitos fazem uso das plantas, na forma de alimentos, sucos ou chás, sem perceber que, em pequena ou grande quantidade, estão ingerindo substâncias químicas que podem apresentar ação no organismo. O estudo da ação farmacológica das plantas medicinais é chamado de fitoterapia.

O fato é que os medicamentos fitoterápicos, se utilizados adequadamente, podem promover uma melhora dos sintomas ou até mesmo a cura do mal-estar ou da doença, o que, portanto, confirma a existência de sua ação farmacológica. Contudo, seu uso deve ser feito com cautela, pois podem acarretar efeitos colaterais, reações adversas e interações medicamentosas, assim como qualquer outro medicamento.

Portanto, a célebre frase popular "Se não fizer bem, mal não faz" não é válida neste caso. Se utilizada de forma inadequada e sem acompanhamento médico, a fitoterapia pode fazer mal, e muito, podendo até levar à morte. Quando se estiver conversando com o paciente, deve-se sempre perguntar se ele faz uso, por exemplo, de algum chá, explicando os riscos de sua utilização, que deve ser feita somente com orientação médica.

Podemos observar algumas interações:

Planta medicinal	Medicamento	Efeito
aipo, angélica, boldo, maracujá	anticoagulante	Potenciação do medicamento.
aipo, camomila, centelha asiática	antialérgico	Potenciação do sono.
alcachofra, alfafa, alho	redutor lipídico	Efeito aditivo.
arnica, boldo, erva-doce	simpatomimético	Potenciação do efeito do medicamento.

(cont.)

Planta medicinal	Medicamento	Efeito
bardana, boldo	analgésico	Maior toxicidade dos analgésicos.
equinácea, pau d'arco	imunossupressor	Diminuição dos efeitos do medicamento.
gengibre, ginseng, mate	diurético	Potencialização da diurese, podendo ocasionar hipotensão.
ginseng siberiano	digoxina	Potencialização do efeito da digoxina.
ginseng	estrógeno	Potencialização do medicamento.

Interações medicamentosas e o fumo

16

O fumo pode alterar a ação de vários medicamentos. Se considerarmos que, ao fumar, a pessoa ingere diversas substâncias químicas, então a possibilidade de interação medicamentosa é real. A seguir, alguns exemplos.

Medicamento	Efeito
anticoncepcionais orais	Aumento dos efeitos adversos.
cafeína	Aumento do metabolismo hepático.
furosemida	Diminuição do efeito diurético.
insulina	Redução da absorção.
propoxifeno	Diminuição da ação.
teofilina	Diminuição da ação.
aminofilina	Redução dos níveis séricos.

Interações com álcool

17

As bebidas alcoólicas contêm etanol, o álcool. Essa droga tem ação psicoativa no organismo, com atividade depressora no sistema nervoso central. O consumo excessivo de álcool, a droga mais utilizada no mundo, acarreta o comprometimento de órgãos como o fígado, o pâncreas e o coração, causando, posteriormente, danos cerebrais.

O álcool pode, ainda:

▶ aumentar os níveis de secreção ácida;
▶ diminuir o tempo de esvaziamento gástrico;
▶ facilitar a dissolução de substâncias lipossolúveis;
▶ diminuir a absorção de vitaminas.

Quando administrado com certos medicamentos, o álcool pode causar alterações como as descritas a seguir:

Substância	Efeito	Mecanismo da interação
ácido acetilsalicílico	Irritação gástrica.	Sinergismo.
anticolinérgicos	Diminuição dos níveis de etanol.	Diminuição da absorção.
antidiabéticos	Aumento dos níveis sanguíneos.	Inibição da biotransformação.
antimicrobianos	Aumento dos níveis sanguíneos.	Inibição da biotransformação.
benzodiazepínicos	Aumento dos níveis sanguíneos.	Inibição da biotransformação.
fenilbutazona	Aumento dos níveis de etanol.	Inibição enzimática.
isoniazida	Aumento da hepatotoxicidade.	Sinergismo.
antidepressivos	Aumento da depressão.	Potenciação.
metronidazol	Síndrome do acetaldeído.	Inibição enzimática.

Interações com alimentos 18

As interações alimento–medicamento ocorrem da mesma forma que as medicamento–medicamento, pois o alimento, assim como o medicamento, é composto de substâncias químicas.

O estado nutricional do paciente, sua dieta habitual, sua hidratação, a administração do medicamento durante as refeições ou fora delas e a integridade de seu sistema digestório são fatores que interferem na possibilidade de interação. A deficiência nutricional pode alterar também a eficácia terapêutica e a toxicidade de alguns medicamentos.

Alguns exemplos são:

► se um medicamento causa irritação na mucosa gástrica, ele deve ser administrado junto com os alimentos, pois estes minimizam a irritação gastrointestinal;
► a presença de alimentos no estômago pode dificultar a absorção de medicamentos, já que competem com estes nas fases farmacocinéticas;
► dieta rica em gorduras aumenta a absorção de medicamentos lipossolúveis (como a carbamazepina e a fenitoína).

Classificação

Efeito dos medicamentos sobre o estado nutricional

Os medicamentos podem alterar a ingestão, a absorção e o metabolismo dos alimentos, bem como modificar a excreção de nutrientes.

INGESTÃO

► *Disfunção do gosto/odor* – medicamentos excretados pela saliva (como o metronidazol) trazem gosto desagradável; outros (como a colestiramina) desagradam pela textura. Os anti-histamínicos e os broncodilatadores podem diminuir a capacidade olfatória.
► *Boca seca* – diuréticos e anticolinérgicos.

- *Irritação gástrica* – quase todos os analgésicos.
- *Bezoares* (agregados sólidos formados por comprimidos pouco dissolvidos) – sucralfate, ferro, hidróxido de alumínio, etc.
- *Supressão do apetite* – drogas que causam náuseas e vômitos.
- *Estimulação do apetite* – antidepressivos e antipsicóticos.

ABSORÇÃO

- *Alteração do pH gastrointestinal* – antiácidos.
- *Alteração da atividade de ácidos biliares* – os anti-hiperlipêmicos ligam-se aos ácidos, causando má absorção de gorduras.
- *Alteração da motilidade intestinal* – o aumento da motilidade geralmente provoca redução da absorção e vice-versa.
- *Cobertura da mucosa intestinal* – o óleo mineral compromete a absorção de vitaminas.
- *Lesão nas células da mucosa intestinal* – antigotosos e antineoplásicos.
- *Inibição enzimática* – antibióticos podem inibir dissacaridases intestinais, causando diarréia.
- *Formação de complexos alimentares insolúveis.*

METABOLISMO

- *Antagonismo de vitaminas* – isoniazida e penicilamida comprometem a ação da vitamina B.
- *Inativação vitamínica* – a fenitoína pode induzir enzimas hepáticas, acelerando a conversão de vitamina D.

EXCREÇÃO DE NUTRIENTES

- *Perda urinária* – hidrocortisona e diuréticos aumentam a excreção de nutrientes.
- *Perda fecal* – o uso prolongado de laxantes pode causar distúrbios eletrolíticos e perda de vitamina K.

MEDICAMENTOS QUE CAUSAM MÁ ABSORÇÃO DE NUTRIENTES

Medicamento	Nutriente afetado
colestiramina	gordura, vitaminas A, K, B_{12} e D, ferro
colchicina	gordura, caroteno, sódio
metotrexato	cálcio
óleo mineral	caroteno, vitaminas A, D e K
neomicina	gordura, nitrogênio, sódio, potássio, cálcio, ferro, lactose, vitamina B_{12}
fenobarbital	cálcio
cloreto de potássio	vitamina B_{12}
prednisona	cálcio
primidona	cálcio

EFEITOS DOS MEDICAMENTOS SOBRE AS VITAMINAS

Vitamina	Medicamento	Mecanismo
vitamina C	ácido acetilsalicílico, anticonvulsivantes, furosemida, anticoncepcional oral, tetraciclina	Aumentam a excreção urinária.
vitamina B_6	isoniazida e hidrazida	Interferem na síntese da B_6.
	levodopa	Aumenta a excreção da B_6.
	penicilamina	Compete diminuindo a atividade da B_6.
vitamina B_{12}	cloreto de potássio	Reduz o pH, inibindo a reabsorção da B_{12}.
	colchicina	Induz a má absorção da B_{12}.
vitamina D	antiácidos e laxantes	Inibem a absorção.
	anticonvulsivantes	Inibem as enzimas microssômicas.
	colestiramina, óleo mineral, neomicina	Comprometem a absorção.
vitamina K	colestiramina, óleo mineral	Competem com a absorção.
	cumarínicos, anticoagulantes, salicilatos	Bloqueiam a síntese da vitamina K.

EFEITOS DOS MEDICAMENTOS SOBRE OS ALIMENTOS E POSSÍVEIS CORREÇÕES

Medicamento	Interação	Sugestão
hidróxido de alumínio	Constipação e náuseas, má absorção de fosfato e vitamina A.	Tomar entre as refeições com 125 ml de água.
colchicina	Diarréia e náuseas, má absorção de Na, vitaminas K e B_{12} e gordura.	Tomar com água durante as refeições.
hidralazina	Diarréia e náuseas, antagonismo por vitamina B_6 e retenção de Na e água.	Tomar durante as refeições.
metotrexato	Diarréia e vômitos, má absorção de vitamina B_{12} e gorduras, hiperuricemia.	Ingestão de 2 litros de água por dia. Não ingerir com leite.
fenobarbital	Inativa a vitamina D; diminui a concentração de vitamina B_{12}, Ca e Mg.	Misturar com água, leite ou suco.
fenitoína	Inativação da vitamina D, alteração dos níveis séricos de minerais e vitaminas.	Tomar após as refeições.
ácido acetilsalicílico	Aumenta a excreção de vitamina C e a depleção de vitamina K (altas doses).	Ingerir com 250 ml de água ou com alimentos.
furosemida	Aumenta a excreção de vitamina K, Ca, Mg, Na, Cl.	Tomar 1 dose diária pela manhã sem alimentos.

Efeitos dos alimentos sobre a absorção e a ação dos medicamentos

A absorção e a ação dos medicamentos são modificadas pelos seguintes mecanismos:

ABSORÇÃO

▶ *Retardo do esvaziamento gástrico* – interfere na absorção dos medicamentos. Medicamentos de absorção gástrica, com o retardo, são mais absorvidos, porém estômago muito cheio dificulta sua absorção. A nitrofurantoína beneficia-se desse efeito, aumentando sua biodisponibilidade.

▶ *Alteração da biotransformação* – os alimentos alteram a biotransformação do propranolol.

▶ *Dissolução* – os alimentos gordurosos favorecem a dissolução da griseofulvina, aumentando a absorção.

▶ *Quelação* – o leite quela a tetraciclina, ou seja, forma um sal insolúvel.

▶ *Inibição digestiva* – os aminoácidos competem entre si por locais de absorção no intestino, interferindo na biodisponibilidade da levodopa.

AÇÃO

▶ *Antagonismo do medicamento* – a vitamina K inibe a resposta dos anticoagulantes orais.

▶ *Alteração da excreção urinária* – dietas hipossódicas podem causar reabsorção de lítio e atingir níveis tóxicos.

SÍNDROMES CLÍNICAS RESULTANTES DAS INTERAÇÕES MEDICAMENTO–ALIMENTO

Síndrome	Nutriente	Agente causador
anemia	ácido fólico	etanol, fenitoína
	ferro	fosfatos
	vitamina B_{12}	colchicina
neuropatia periférica	vitamina B_6	isoniazida
raquitismo infantil	vitamina D	fenobarbital, fenitoína e primidona
estomatite e mucosite	ácido fólico	metotrexato
hipovitaminose A	vitamina A	óleo mineral
hipomagnesemia	magnésio	diuréticos
hipocalemia	cálcio	diuréticos

Interações com substâncias químicas diversas 19

Algumas drogas apresentam antagonismo com substâncias químicas presentes em equipamentos, seringas, etc. Por isso, algumas vezes, a bula do medicamento indica a necessidade de a administração ser feita em frasco de vidro ou dá preferência a equipo de determinado tipo.

Alguns exemplos são apresentados a seguir:

- a acetilcisteína é incompatível com o ferro e o níquel presentes em nebulizadores;
- a cisplatina é incompatível com o alumínio das seringas;
- a norepinefrina é incompatível com o ferro;
- barbitúricos são incompatíveis com seringas descartáveis, devendo-se dar preferência a seringas de vidro.

Medidas para redução do número de interações 20

A seguir, são listados tipos de medicamento e suas respectivas formas de administração no sentido de evitar interações.

▶ *Drogas a serem ingeridas com um copo com água*, em pé ou sentado, e não antes de se deitar:
- analgésicos;
- antiinflamatórios;
- cloreto de potássio;
- hidrato de cloral;
- tetraciclina.

▶ *Drogas que sofrem interferência de leite* e laticínios:
- bisacodil;
- eritromicina;
- Imao;
- metotrexato;
- penicilina oral;
- sais de ferro;
- tetraciclina.

▶ *Drogas que devem ser tomadas com leite* ou refeições gordurosas:
- fenobarbital;
- griseofulvina;
- vitamina D.

▶ *Drogas que devem ser tomadas de estômago vazio*, apenas com água:
- cefalexina;
- cimetidina;
- digoxina;
- dipiridamol;
- eritromicina;
- isoniazida;
- penicilamina;
- penicilina;

- rifampicina;
- teofilina;
- tetraciclina.

▶ *Drogas que devem ser tomadas após as refeições*:
- ácido acetilsalicílico;
- ácido nalidíxico;
- ácido nicotínico;
- alopurinol;
- amiodarona;
- bromocriptina;
- carbamazepina;
- cinarizina;
- clorotiazida;
- diazepam;
- doxiciclina;
- etambutol;
- fenilbutazona;
- fenitoína;
- griseofulvina;
- indometacina;
- levodopa;
- metronidazol;
- naproxeno;
- nitrofurantoína;
- pancreatina;
- propranolol;
- reserpina;
- sulfas.

▶ *Drogas que não devem ser tomadas com álcool*:
- clordiazepóxido;
- clorpropamida;
- codeína;
- descongestionantes nasais;
- fenilbutazona;
- fenobarbital;
- furosemida;

- hidroxizina;
- ibuprofeno;
- imipramina;
- metildopa;
- metronidazol.

Conclusão

O aumento do sofrimento humano e de mortes causadas diretamente por interações medicamentosas é muito preocupante, por isso a cada dia novos estudos sobre o assunto são realizados. No entanto, evidências mostram que esse problema também deve receber especial atenção por parte de todos os profissionais de saúde e pela população leiga praticante de automedicação, em completa ignorância dos riscos a que se expõe.

Antes de serem lançados no mercado para comercialização, os medicamentos são estudados exaustivamente com relação às interações medicamentosas, porém somente isso não é suficiente. Tanto os medicamentos novos como aqueles que já estão disponíveis há algum tempo no mercado devem ter sua utilização constantemente avaliada, para que novas possibilidades de interação sejam constatadas.

Por essa razão, é fundamental que qualquer reação adversa, qualquer alteração, seja imediatamente comunicada ao médico ou ao dentista, para que o profissional faça uma avaliação e tome as medidas necessárias. A possibilidade de que ocorra uma nova interação medicamentosa não pode nem deve ser desprezada.

Referências bibliográficas

BERKOW, R. *Manual Merck de medicina.* São Paulo: Roca, 1989.

BEVAN, J. A. *et al. Fundamentos de farmacologia.* São Paulo: Harper & Row do Brasil, 1979.

BISSON, M. P. *Farmácia clínica e atenção farmacêutica.* São Paulo: Medfarma, 2003.

CUNHA, G. W. B. *O perigo das interações das drogas injetáveis em soluções parenterais.* São Paulo: Andrei, 1990.

DAROSZ, P. H. *Interações medicamentosas: manual prático.* São Paulo: Andrei, 1988.

FONSECA, A. L. *Interações medicamentosas.* Rio de Janeiro: Epub, 2000.

FUCHS, F. D. *et al. Farmacologia clínica.* Rio de Janeiro: Guanabara Koogan, 2004.

_____ *et al. Farmacologia clínica: fundamentos da terapêutica racional.* Rio de Janeiro: Guanabara Koogan, 1992.

GARBOGGINI, H. O. *Fármaco-indução ou interação medicamentosa.* São Paulo: Andrei, 1983.

GILMAN, A. G. *et al. As bases farmacológicas da terapêutica.* Rio de Janeiro: Guanabara, 1987.

GOMES, M. J. V. M. & REIS, A. M. M. *Ciência farmacêutica: uma abordagem em farmácia hospitalar.* São Paulo: Atheneu, 2003.

HANSTEN, P. D. *Interacciones de las drogas.* Buenos Aires: Panamericana, 1981.

_____. *Interações medicamentosas.* Rio de Janeiro: Revinter, 1989.

KOROLKOVAS, A. *Dicionário terapêutico Guanabara.* Rio de Janeiro: Guanabara Koogan, 1999.

KRAISE, M. V. *et al. As interações entre as drogas: nutrientes e estado nutricional.* São Paulo: Roca, 1985.

LIMA, D. R. A. *Manual de farmacologia clínica e terapêutica.* Rio de Janeiro: Médica e Científica, 1984.

_____. *Manual de farmacologia clínica e toxológica.* Rio de Janeiro: Guanabara Koogan, 1993.

NEWALL, C. *et al. Plantas medicinais: guia para o profissional de saúde.* São Paulo: Premier, 2002.

NEWMAN, M. *Guia de interações medicamentosas e repertório dos medicamentos por classes terapêuticas*. São Paulo: Andrei, 1978.

OGA, S. & BASILE, A. C. *Medicamentos e suas interações*. São Paulo: Atheneu, 1994.

OGA, S. *et al. Associação medicamentosa: risco e benefício*. São Paulo: Departamento de Farmacologia/ICB-USP, 1991.

SILVA, P. *Farmacologia*. Rio de Janeiro: Guanabara Koogan, 2002.

TERAMUSSI, L. A. *Guia prático de interações medicamentosas na terapia anti-HIV*. Brasília: Conselho Federal de Farmácia, 1997.

VALLE, L. B. S. *et al. Farmacologia integrada*: princípios básicos. Rio de Janeiro: Atheneu, 1988.

YAGIELA, J. *et al. Farmacologia e terapêutica para dentistas*. Rio de Janeiro: Guanabara Koogan, 2000.

ZANINI, A. C. *et al. Farmacologia aplicada*. São Paulo: Atheneu/Edusp, 1979.

ZUBIOLI, A. *A farmácia clínica na farmácia comunitária*. Brasília: Ethosfarma, 2001.

Informações disponíveis na internet

Orientações gerais, com teoria e informações sobre fármacos

- Agência Nacional de Vigilância Sanitária (RDC nº 140, de 29 de maio de 2003):
  http://www.anvisa.gov.br/legis/resol/2003/rdc/140_03rdc.htm
- Biblioteca virtual do Ministério da Saúde:
  http://www.ministerio.saude.bvs.br/html/pt/home.html
- Biblioteca virtual em saúde, a mais completa biblioteca com temas de saúde da América Latina:
  http://www.bireme.br/
- Consenso Brasileiro de Hipertensão Arterial:
  http://departamentos.cardiol.br/dha/antigos/consenso/cap5.htm
- *Interação medicamentosa*, publicação *on-line* completa:
  http://www.hurnp.uel.br/farmaco/farmacologia/IntMed/Conteudo.html
- Interação medicamentosa em antineoplásicos:
  http://www.hcanc.org.br/outrasinfs/agendas/2002/res0215_05.html
- *Interações medicamentosas*, texto sobre interações medicamentosas com álcool e alimentos:
  http://www.terapeuticamedicamentosa.hpg.ig.com.br/
- Informações sobre medicamentos - Drugs.com
- Informações sobre medicamentos - MedScape: https://www.medscape.com/

REFERÊNCIAS BIBLIOGRÁFICAS

- Interações medicamentosas por classes de medicamentos com a classificação de previsibilidade:
  http://www.hurnp.uel.br/farmaco/farmacologia/IntMed/Interacao.html
- Interações medicamentosas e reações adversas:
  http://www.interactiodrugs.com.br/interactioweb/default.asp
- *Manual Merck de medicina*, livro *on-line* de doenças e farmacologia:
  http://www.msd-brazil.com/msd43/m_manual/sumario.htm
- *P. R. Vade-Mécum*, informações completas sobre medicamentos e interações medicamentosas:
  http://www.prvademecum.com/prvademecum_bra/bra_default.asp

Tabelas para pesquisa das interações

- Farmacêutico virtual, tabela de interações medicamentosas:
  http://www.farmaceuticovirtual.com.br/html/interamed.htm
- Índice de interações, pesquisa por droga bastante completa:
  http://www.alfabeta.net/interacciones-indice.xtp
- Interações medicamentosas, tabelas interessantes:
  http://www.abiaids.org.br/media/Anexo%2002.pdf
- Ciência farmacêutica, tabelas para pesquisa:
  http://www.cienciafarmaceutica.med.br/intmedi/intmedi.htm

- Medscape - drug interaction checker:https://reference.medscape.com/drug-interactionchecker
- DrugBank - drug interaction checker:
  https://go.drugbank.com/drug-interaction-checker
- WebMD - drug interaction checker:
  https://www.webmd.com/interaction-checker/default.htm
- Liverpool HIV Interactions -Interaction Checker:
  https://www.hiv-druginteractions.org/
- Brigham and Women´s hospital - Drug Interaction Checker:
  https://healthlibrary.brighamandwomens.org/Library/DrugReference/DrugInteraction/
- Drug-Drug Interaction:
  https://clinicalinfo.hiv.gov/en/glossary/drug-drug-interaction

Índice geral

Absorção, 68, 70

Ação, 71

Alteração do pH dos medicamentos, 17

Aminoglicosídeos, 39

Anfenicóis, 40

Antagonismo, 26

Betalactâmicos não-clássicos, 43

Causas, 12

Cefalosporinas, 39

Classificação, 67

Classificação das interações, 15

Conclusão, 79

Definições, 11

Definições, causas e interferências, 11

Distribuição, 22

Efeito dos medicamentos sobre o estado nutricional, 67

Efeitos dos alimentos sobre a absorção e a ação dos medicamentos, 70

Efeitos dos medicamentos sobre as vitaminas, 69

Efeitos dos medicamentos sobre os alimentos e possíveis correções, 70

Excreção de nutrientes, 68

Fatores relacionados com o medicamento, 13

Fatores relacionados com o paciente, 12

Fixação, 23

Fotooxidação, 17

Inativação pelo agente conservante, 17

Inativação pelo solvente inadequado, 16

Incompatibilidades medicamentosas, 18

Informações disponíveis na internet, 82

Ingestão, 67

Interação durante a absorção, 20

Interação por aceleração e aumento da absorção digestiva (via oral), 21

Interação por inibição da absorção digestiva (via oral), 21

Interações com álcool, 65

Interações com alimentos, 67

Interações com analgésicos e antiinflamatórios, 51

Interações com antibióticos, 39

Interações com anticoagulantes orais, 49

Interações com antifúngicos, 45

Interações com antineoplásicos, 35

Interações com antivirais, 47

Interações com as plantas medicinais, 61

Interações com medicamentos anti-hipertensivos, 31

Interações com medicamentos anticoncepcionais, 33

Interações com medicamentos que agem no sistema digestório, 53

Interações com medicamentos que agem no sistema respiratório, 55

Interações com substâncias químicas diversas, 73

Interações farmacocinéticas, 19

Interações farmacodinâmicas, 25

Interações físico-químicas, 15

Interações medicamentosas e o fumo, 63

Interações medicamentosas e o idoso, 59

Interações prováveis na gravidez, 57

Interações terapêuticas, 19

Interferências, 12

Intoxicações graves, 24

Introdução, 9

Macrolídeos, 41

Medicamentos que causam má absorção de nutrientes, 69

Medidas para redução do número de interações, 75

Metabolismo, 68

Nota do editor, 7

Orientações gerais, com teoria e informações sobre fármacos, 82

Penicilinas, 41

Polipeptídeos, 42

Princípios de conduta, 27

Referências bibliográficas, 81

Síndromes clínicas resultantes das interações medicamento–alimento, 71
Sinergismo, 26
Tabelas para pesquisa das interações, 83

Impresso por :

gráfica e editora

Tel.:11 2769-9056